Meu anjo da guarda surfista

My surfer guardian angel

2.ª edição

Ana Paula Etienne
Ilustrações de Logan Portela

Editora Verso

Editora InVerso

R. Clóvis Bevilaqua, 352 Cabral
CEP 80035-080 Curitiba-PR
(41) 3254-1616 e (41) 3538-8001
editorainverso@editorainverso.com.br
www.editorainverso.com.br
Facebook.com/editorainverso
Instagram @editorainverso

COORDENAÇÃO EDITORIAL
Cristina Jones
Editora InVerso

REVISÃO
Carlos L. W. Jorge

ILUSTRAÇÃO
Logan Portela

TRADUÇÃO
Anelize Nicolao

CAPA, PROJETO GRÁFICO E ARTE-FINAL
Adriane Baldini

DADOS INTERNACIONAIS DE CATALOGAÇÃO NA PUBLICAÇÃO (CIP)
Mona Youssef Hammoud – CRB/ 9ª -1393

E84m

ETIENNE, Ana Paula. **Meu anjo da guarda surfista = My surfer guardian angel**. 2.ª edição. Logan Portela [il.]
Curitiba: InVerso, 2018 – Bilíngue POR/ING
36p. 22 cm x 24 cm

ISBN: 978-85-5540-147-3

1. Literatura brasileira. I.Titulo

CDD. B869

Quando um anjo toca a nossa vida,
sua luz permanece em nós eternamente.
Em memória do meu irmão Hamurabi,
que sempre teve o poder de despertar nas
pessoas o que havia de melhor nelas.
Obrigada por todos seus ensinamentos, s
ua proteção, sua genialidade e seu amor!

When an angel touches our lives,
his light remains in us forever.
In memory of my brother Hamurabi,
who always had the power to awaken what
was best in people. Thank you for all your teachings,
your protection, your genius and your love!

Para minha afilhada Nûria
e todas as crianças aventureiras do mundo.
Que nunca lhes falte o mais poderoso
combustível para viver seus sonhos: a coragem!

To my goddaughter Nûria
and all the adventurous children of the world.
May they never lack the most powerful
fuel to live their dreams: courage!

OI, MEU NOME É NUNU! VOCÊS DEVEM ESTAR PENSANDO QUE SOU UMA GAROTA COMUM, NÃO É? E NA VERDADE SOU MESMO. MAS UM DIA ACONTECEU ALGO QUE MUDARIA PARA SEMPRE MINHA VIDA: CONHECI MEU ANJO DA GUARDA! IMAGINEM A MINHA SURPRESA! POIS É. E TEM MAIS: ELE NÃO É UM ANJO DA GUARDA COMUM, DESSES QUE FALAM MANSINHO, SE VESTEM DE BRANCO E ESTÃO SEMPRE REZANDO. NÃO! ELE É BAIXINHO, CHEIO DE ESTILO, ANDA DE CAMISETA DO RIO, USA UM TOPETE E ESTÁ SEMPRE EM CIMA DA SUA PRANCHA. PODE PARECER LOUCURA, MAS ACREDITEM:

MEU ANJO DA GUARDA É SURFISTA!!!

ÀS VEZES EU NÃO CONSIGO VÊ-LO, MAS ELE ME DISSE QUE ESTÁ SEMPRE AO MEU LADO. EU NEM SEI SE ISSO É BOM OU RUIM, PORQUE ELE ME APRONTA CADA UMA!...

HI, MY NAME IS NUNU! YOU MUST BE THINKING I'M A NORMAL GIRL, RIGHT? AND I REALLY AM. BUT ONE DAY SOMETHING HAPPENED THAT WOULD CHANGE MY LIFE FOREVER: I MET MY GUARDIAN ANGEL! IMAGINE MY SURPRISE! AND THERE'S MORE: HE'S NOT AN ORDINARY GUARDIAN ANGEL, THE KIND THAT SPEAKS EASY, WEARS WHITE AND ARE ALWAYS PRAYING. NO! HE'S SHORT, FULL OF STYLE, WEARS RIO T-SHIRTS, WEARS HIS HAIR UP AND HE'S ALWAYS ON HIS SURFBOARD. IT MIGHT SEEM CRAZY, BUT BELIEVE IT:

MY GUARDIAN ANGEL IS A SURFER!!!

SOMETIMES I CAN'T SEE HIM, BUT HE TOLD ME THAT HE'S ALWAYS ON MY SIDE. I DON'T EVEN KNOW IF THAT'S GOOD OR BAD, BECAUSE HE'S FULL OF SURPRISES...!

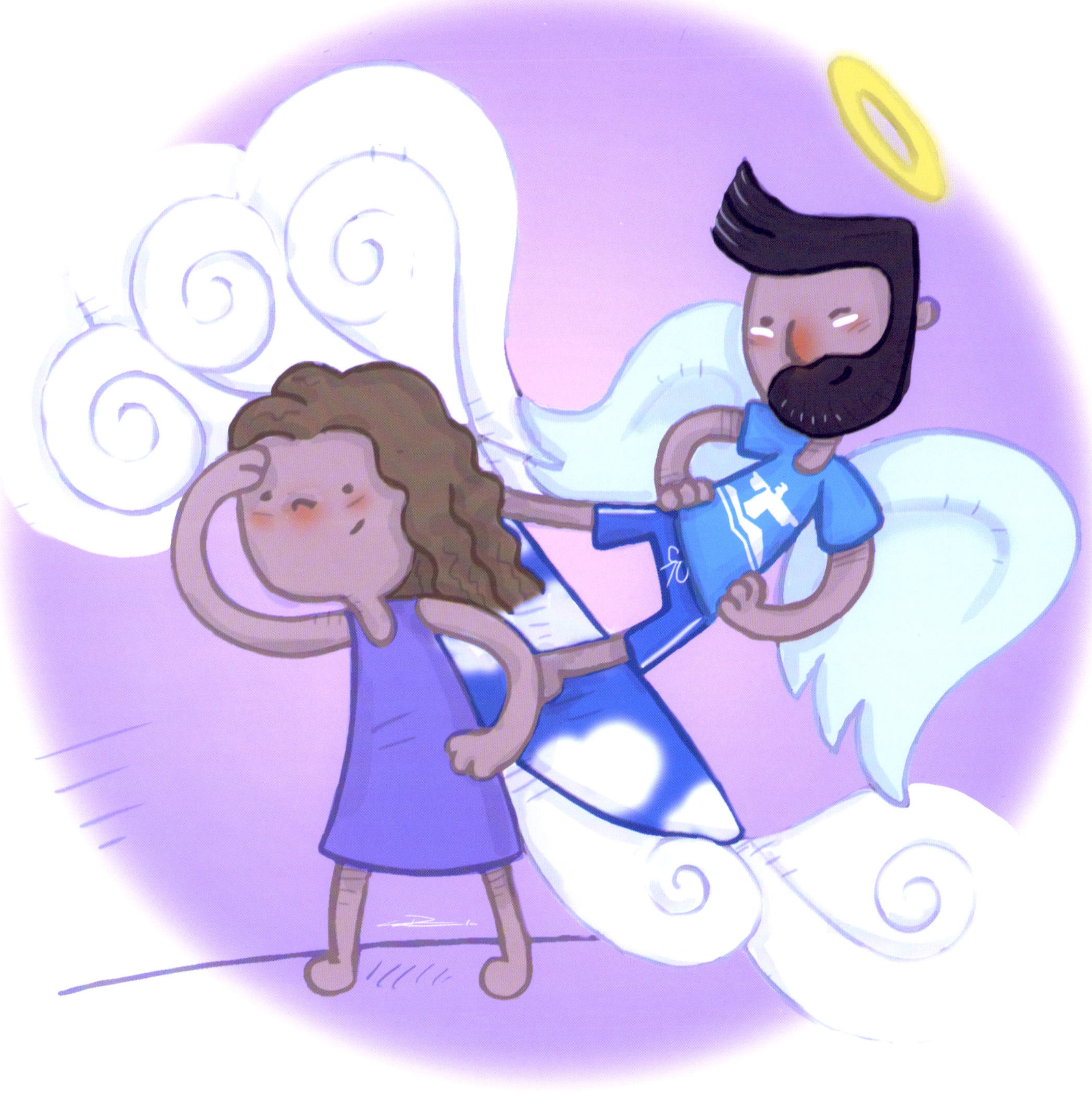

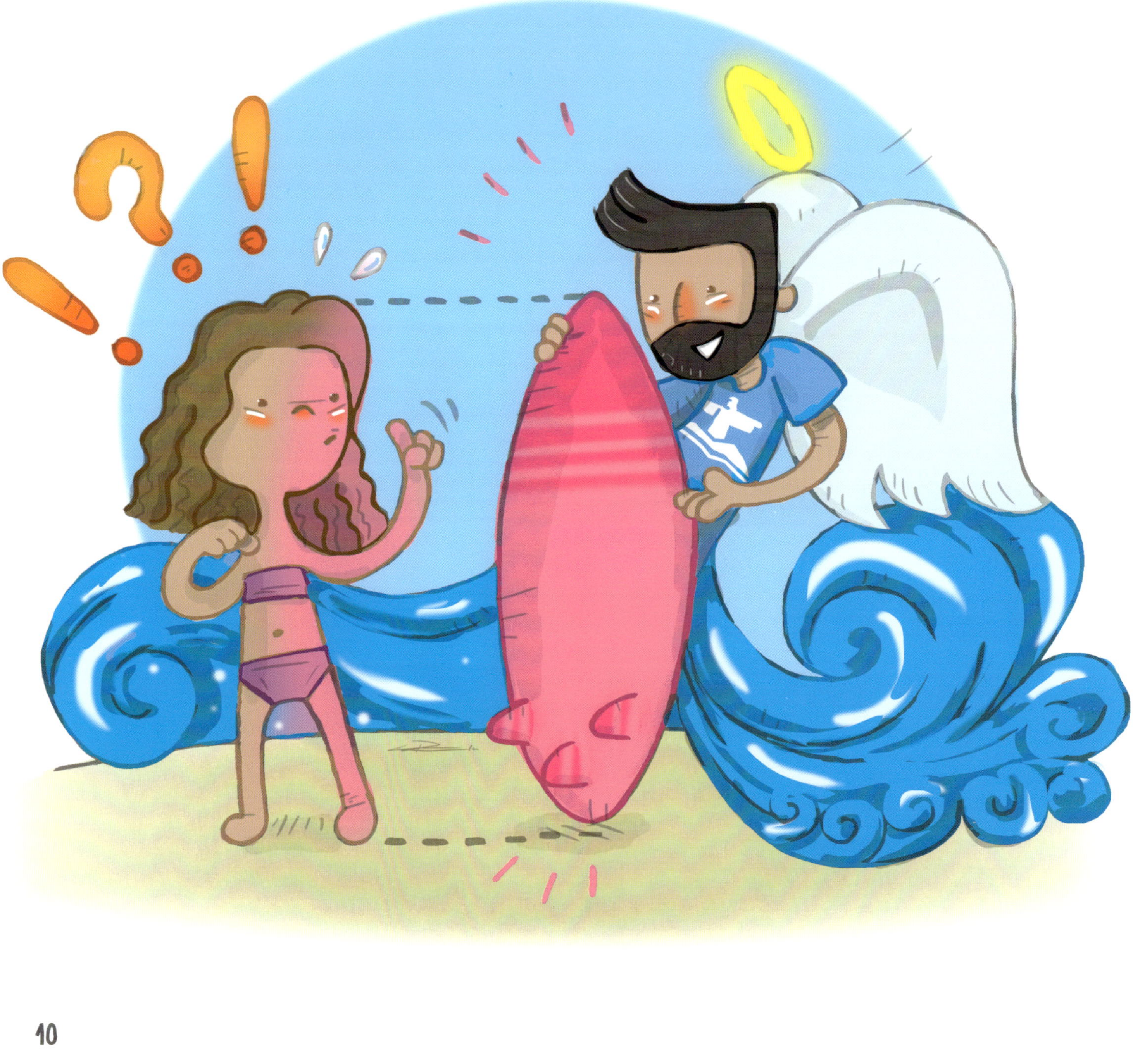

NOSSA PRIMEIRA AVENTURA COMEÇOU QUANDO FUI À PRAIA COM MINHA MÃE E MINHA IRMÃ, MÊS PASSADO. AS ONDAS ESTAVAM MUITO FORTES, ENTÃO RESOLVI FICAR TRANQUILINHA NA AREIA, BRINCANDO. FOI AÍ QUE APARECEU MEU ANJINHO, COMO QUEM NÃO QUER NADA, ME MOSTRANDO UMA PRANCHA DO MEU TAMANHO, QUE ALGUÉM HAVIA ESQUECIDO.
"NA-NA-NI-NA-NÃO, SENHOR ANJINHO! NEM PENSAR!
EU SEMPRE SONHEI EM SURFAR, MAS EU NUNCA TIVE CORAGEM! NEM SEI POR ONDE COMEÇAR! VOU FICAR AQUI NA AREIA MESMO!", EU FALEI.
ELE ME OUVIU CALMAMENTE E DEPOIS DISSE:

"NUNU, SE VOCÊ QUER, ENTÃO VOCÊ PODE!

EU SEI QUE VOCÊ TEM CORAGEM! EU CONHEÇO A SUA FORÇA!
SE O PROBLEMA É SABER SURFAR, XÁ COMIGO, QUE EU TE ENSINO".

OUR FIRST ADVENTURE BEGAN WHEN I WENT TO THE BEACH WITH MY MOM AND MY SISTER, LAST MONTH. THE WAVES WERE VERY STRONG, SO I DECIDED TO CHILL ON THE SAND, PLAYING. THAT'S WHEN MY ANGEL SHOWED UP, NONCHALANTLY, SHOWING ME A BOARD JUST MY SIZE, THAT SOMEONE HAD FORGOTTEN.
"N-O W-A-Y, MISTER ANGEL! DON'T EVEN THINK ABOUT IT! I ALWAYS DREAMED ABOUT SURFING, BUT I'VE NEVER HAD THE COURAGE! I DON'T EVEN KNOW WHERE TO BEGIN WITH! I'M BETTER OFF HERE IN THE SAND!", I SAID.
HE QUIETLY LISTENED TO ME, AND THEN SAID:

"NUNU, IF YOU WANT, THEN YOU CAN!

I KNOW YOU HAVE THE COURAGE! I KNOW YOUR STRENGTH!
IF THE PROBLEM IS KNOWING HOW TO SURF, LEAVE IT TO ME, I'LL TEACH YOU".

AO ENTRAR NO MAR, SENTI UMA ALEGRIA IMENSA! QUE NÃO DUROU MUITO, POIS EU LOGO ME APAVOREI COM AQUELAS ONDAS ENORMES. O PRIMEIRO PASSO ERA APRENDER A FURAR AS ONDAS, PASSAR A REBENTAÇÃO E CHEGAR NO OUTSIDE, QUE É AQUELA ZONA MAIS TRANQUILA ONDE ESPERAMOS AS ONDAS CHEGAREM. DEPOIS DE ALGUMAS TENTATIVAS, FINALMENTE CONSEGUI FURAR AS PRIMEIRAS ONDAS E PASSAR A REBENTAÇÃO. AINDA BEM QUE MEU ANJO ESTAVA LÁ COMIGO,

E DE SURFE ELE ENTENDIA MUITO BEM!

ELE ME DISSE PRA NUNCA SUBESTIMAR O PODER DO MAR, MAS PRA CONFIAR EM MIM MESMA, E ME ENSINOU EXATAMENTE ONDE FICAR NA PRANCHA (MAIS PARA A FRENTE... MAIS PRO MEIO... AÊÊÊ!); O MOMENTO EM QUE DEVERIA COMEÇAR A REMAR (QUE É COMO NADAR, MAS DEITADO NA PRANCHA); QUANDO LEVANTAR, ETC. EXPLICOU TUDINHO COM AQUELE SOTAQUE CARIOCA QUE COMBINAVA TÃO BEM COM O MAR. E EU PRESTAVA ATENÇÃO A CADA ENSINAMENTO.

AS I GOT INTO THE SEA, I FELT SO HAPPY! BUT IT DIDN'T LAST, BECAUSE SOON I WAS TERRIFIED OF THOSE GIGANTIC WAVES. THE FIRST STEP WAS LEARNING TO DUCK DIVE, GETTING PAST THE BREAKERS TO THE OUTSIDE, THAT QUIET ZONE WHERE WE WAIT FOR THE WAVES TO COME. AFTER A FEW TRIES, I FINALLY MANAGED TO DUCK THE FIRST WAVES AND GO THROUGH THE BREAKERS. THANKFULLY MY ANGEL WAS STILL THERE WITH ME,

AND HE KNEW A WHOLE LOT ABOUT SURF!

HE TOLD ME TO NEVER UNDERESTIMATE THE POWER OF THE SEA, BUT TO TRUST MYSELF, AND TAUGHT ME EXACTLY WHERE TO SIT IN THE BOARD (A BIT AHEAD... MORE TO THE MIDDLE... THAT'S IT!); WHEN TO START PADDLING (WHICH IS LIKE SWIMMING, BUT LAYING ON THE SURFBOARD); WHEN TO STAND, AND SO ON. HE EXPLAINED EVERYTHING WITH THAT ACCENT FROM RIO THAT WENT VERY WELL WITH THE SEA. AND I PAID ATTENTION TO EACH AND EVERY LESSON.

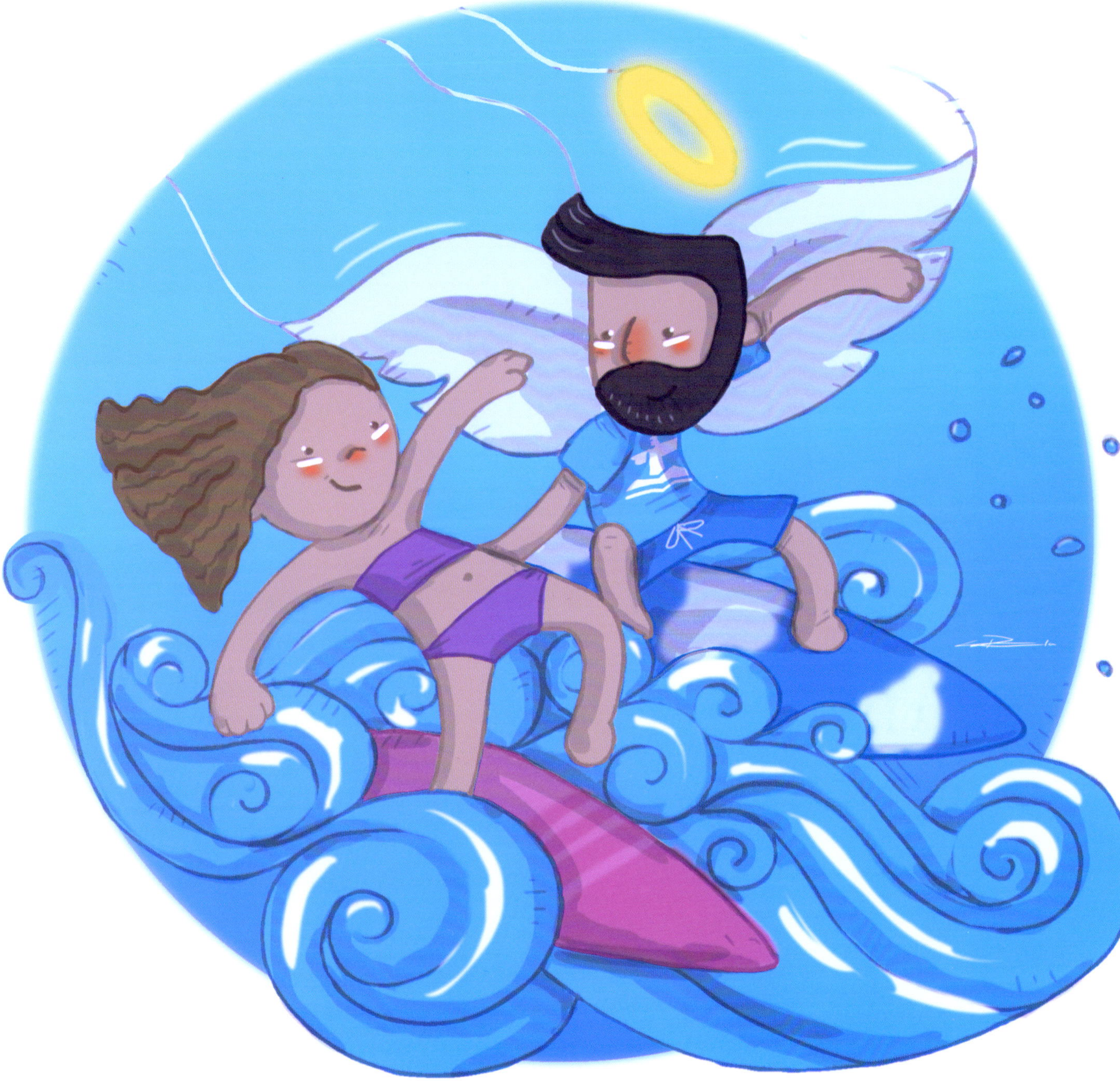

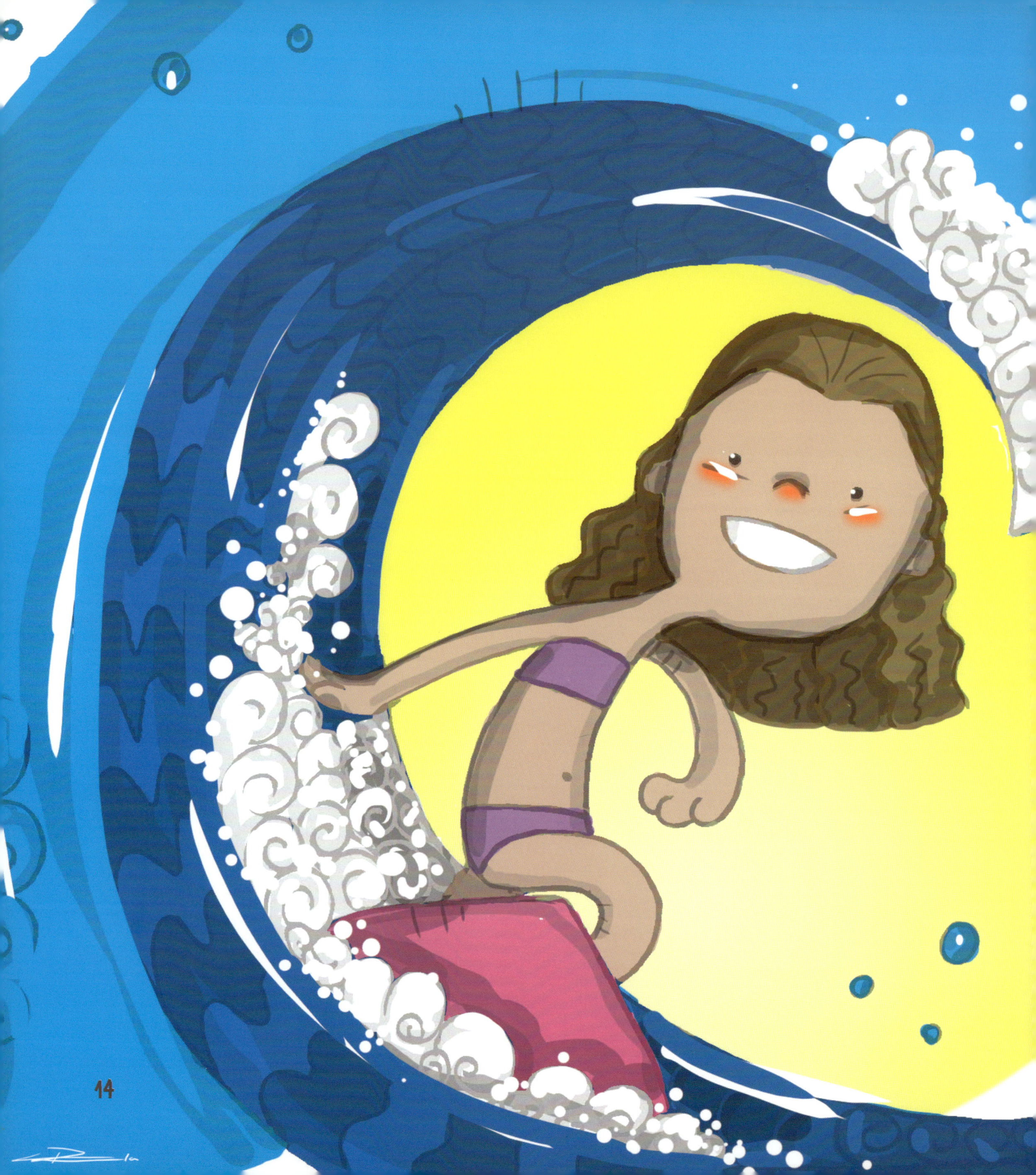

ELE SÓ NÃO FALOU DA SENSAÇÃO INDESCRITÍVEL
DE FINALMENTE PEGAR UMA ONDA.
AH, MAS ISSO ELE ME DEIXOU DESCOBRIR SOZINHA!
O SOL BATENDO NO MEU ROSTO, AS ONDAS
BAGUNÇANDO MEUS CABELOS, A PRANCHA DESLIZANDO
AGILMENTE SOB A ÁGUA, A VELOCIDADE DA ONDA
ME LEVANDO, TUDO PARECIA UM SONHO.

LOGO ENTENDI QUE ALI ERA O MEU LUGAR!

HE JUST DIDN'T MENTION THAT INDESCRIBABLE
SENSATION OF FINALLY CATCHING A WAVE.
OH, BUT THAT HE LET ME FIND OUT BY MYSELF!
THE SUN ON MY FACE, THE WAVES MESSING UP MY HAIR,
THE SURFBOARD SLIDING SWIFTLY ON THE WATER, THE
QUICKNESS OF THE WAVE, EVERYTHING FELT LIKE A DREAM.

SOON I UNDERSTOOD THAT THAT'S WHERE I BELONGED!

QUANDO DESCI DA PRANCHA ELE ESTAVA LÁ, ME OLHANDO
COM AQUELA CARA DE PROFESSOR QUE ELE SEMPRE FAZ.
TODO ORGULHOSO, ME DEU UM BEIJINHO NA BOCHECHA
E ME FALOU, NA SUA LINGUAGEM POÉTICA DE ANJO:

"CARACA, CARA! MANDOU MUITO BEM, NUNU!

UHUUU! EU SABIA QUE VOCÊ IA CONSEGUIR!"

FOI NESSE DIA QUE ELE ME ENSINOU A SURFAR,
E FOI NESSE DIA QUE EU APRENDI O SENTIDO
DA PALAVRA LIBERDADE!

WHEN I GOT OFF MY SURFBOARD, THERE HE WAS, WITH THAT TEACHER LOOK
THAT HE ALWAYS HAS. FULL OF PRIDE, HE KISSED MY CHEEK AND TOLD ME, IN
HIS POETIC ANGEL LANGUAGE:

"WOAH, DUDE! YOU ROCKED, NUNU!

WOOHOO! I KNEW YOU COULD DO IT!"

THAT WAS THE DAY WHEN HE TAUGHT ME HOW TO SURF,
AND THAT WAS THE DAY WHEN I LEARNED THE MEANING OF FREEDOM.

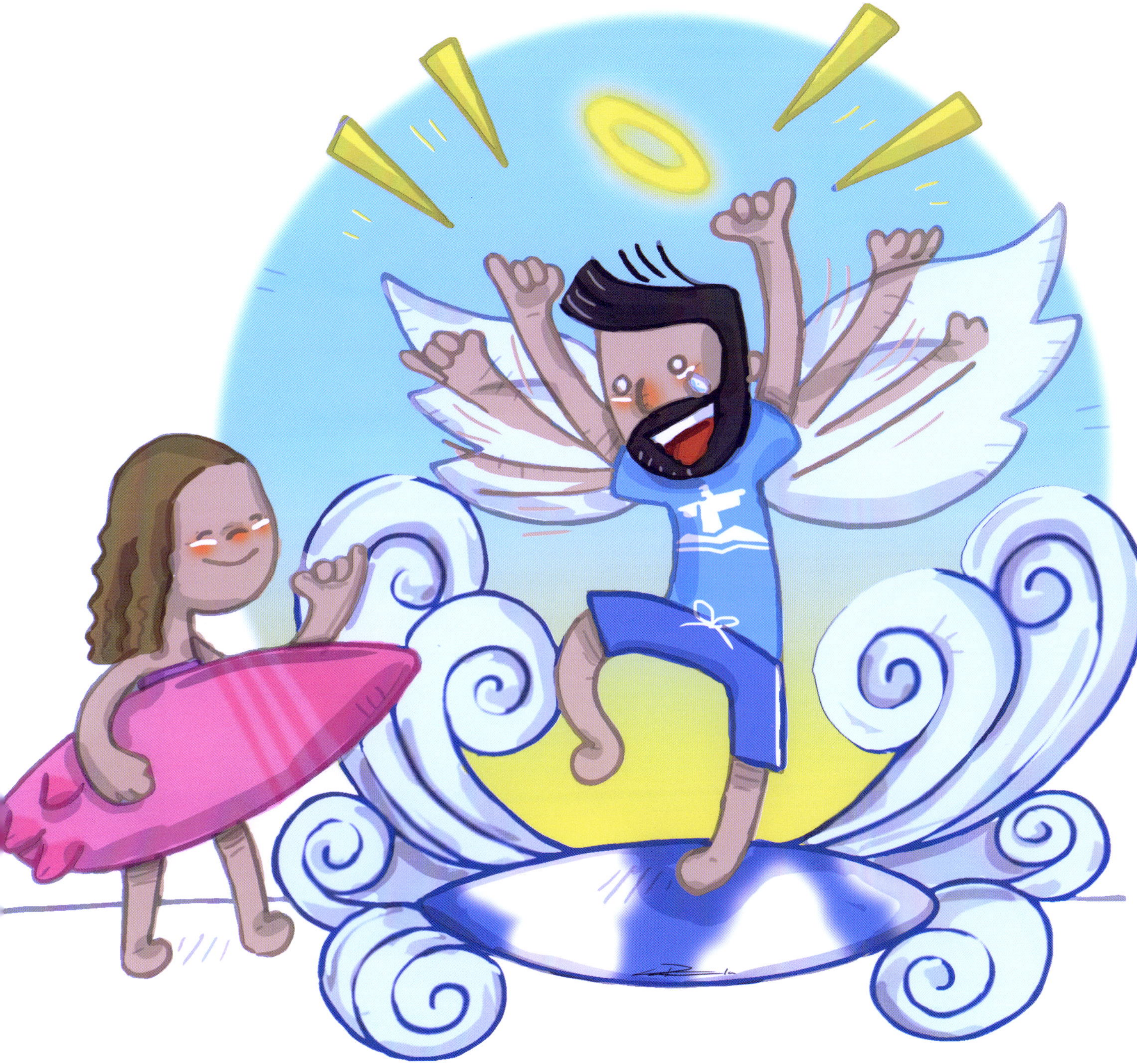

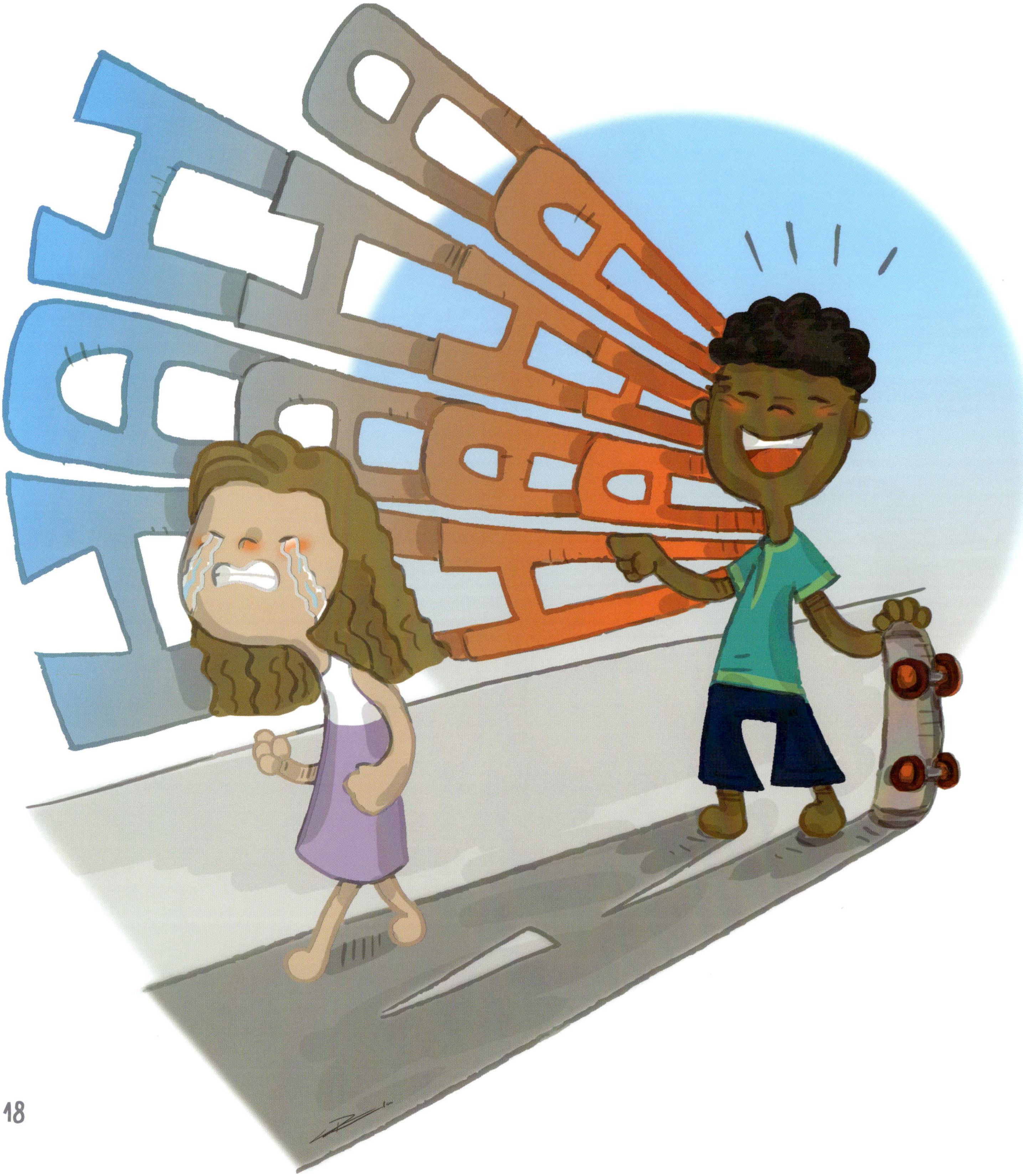

NA RUA DA MINHA AVÓ, OS MENINOS ESTÃO SEMPRE JUNTOS FAZENDO COISAS LEGAIS: ANDANDO DE SKATE, EMPINANDO PIPA OU JOGANDO BOLINHA DE GUDE. EU, QUE GERALMENTE PATINO COM MINHAS AMIGAS, OUTRO DIA RESOLVI TESTAR O SKATE DO JUCA. ELE RIU NA MINHA CARA, DISSE QUE SKATE NÃO ERA COISA DE MENINA, E QUE EU NUNCA CONSEGUIRIA ANDAR DIREITO.

AH, EU FIQUEI VERMELHA DE *RAIVA* E VOLTEI PRA CASA CHORANDO.

IN THE STREET WHERE MY GRANDMA LIVES, THE BOYS ARE ALWAYS HANGING OUT TOGETHER, DOING COOL STUFF: SKATEBOARDING, FLYING KITES, OR PLAYING WITH MARBLES. I USUALLY SKATE WITH MY FRIENDS, BUT I DECIDED ONE DAY TO TRY JUCA'S SKATEBOARD. HE LAUGHED AT MY FACE, SAYING THAT SKATEBOARDS AREN'T FOR GIRLS, AND THAT I WOULD NEVER MANAGE TO SKATEBOARD RIGHT.

OH, I GOT SO RED WITH *ANGER*, AND WENT BACK HOME CRYING.

QUANDO CHEGUEI EM CASA, MEU ANJO ESTAVA ME ESPERANDO DENTRO DA GELADEIRA, TOMANDO MEU AÇAÍ ESCONDIDO. (JÁ FALEI PRA VOCÊS QUE ELE TAMBÉM É CHOCÓLATRA ? POR SINAL, DE UNS TEMPOS PRA CÁ, O CHOCOLATE DA MAMÃE VIVE DESAPARECENDO MISTERIOSAMENTE...)

ELE TAMBÉM FICOU MUITO BRAVO COM O JUCA, E DISSE QUE JUNTOS ENCONTRARÍAMOS UMA FORMA DE PROVAR PRAQUELE BOBOCA QUE AS MENINAS TAMBÉM PODEM FAZER TUDO O QUE QUISEREM!

NESSE DIA ELE ME EXPLICOU QUE COISA DE MENINA E COISA DE MENINO É A MAIOR BOBAGEM QUE JÁ INVENTARAM.

E ME DISSE QUE SE ACREDITASSE EM MIM E TIVESSE CORAGEM E DETERMINAÇÃO, PODERIA CONSEGUIR TUDO O QUE EU QUISESSE, INCLUSIVE ANDAR DE SKATE.

WHEN I GOT HOME, MY ANGEL WAS WAITING FOR ME INSIDE THE FRIDGE, SECRETLY EATING MY FOOD. (HAVE I TOLD YOU THAT HE'S ALSO A CHOCOHOLIC? BY THE WAY, MY MOM'S CHOCOLATE HAS BEEN MYSTERIOUSLY DISAPPEARING LATELY...)

HE WAS ALSO VERY MAD AT JUCA, AND SAID THAT TOGETHER WE WOULD FIND A WAY TO SHOW THAT FOOL THAT GIRLS CAN DO WHATEVER THEY WANT TOO!

ON THAT DAY, HE EXPLAINED TOO ME THAT "GIRL STUFF" AND "BOY STUFF" IS THE SILLIEST THING THAT HAS EVER BEEN INVENTED.

AND TOLD THAT IF I BELIEVED MYSELF AND HAD COURAGE AND DETERMINATION, I COULD DO ANYTHING I WANT, INCLUDING SKATEBOARDING.

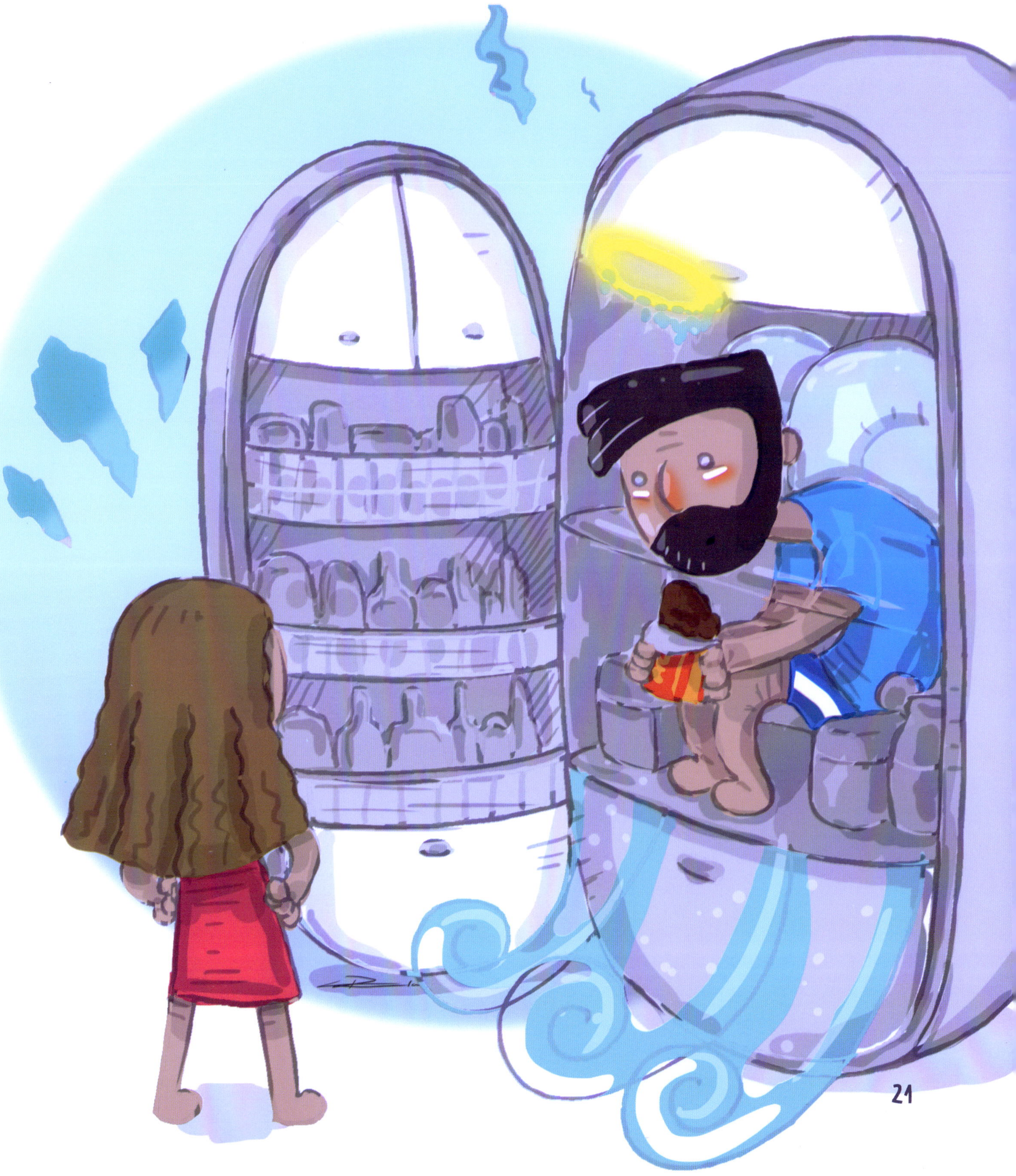

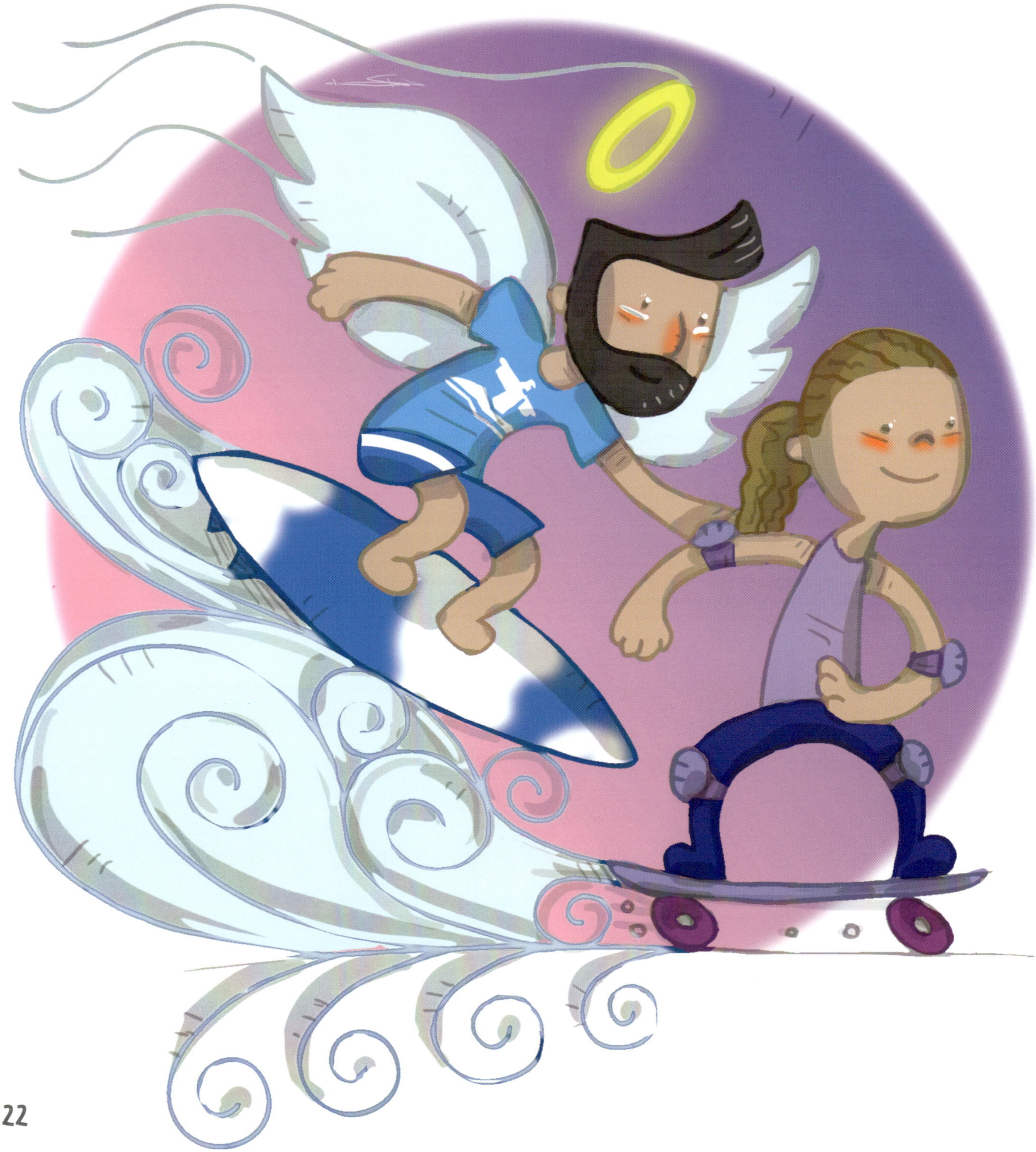

PEGUEI EMPRESTADO UM VELHO SKATE DA TIA NESSA,
E ASSIM COMEÇARAM MEUS TREINOS.

MEU ANJINHO ME ENSINAVA SOBRE EQUILÍBRIO
E SOBRE OLHAR SEMPRE PARA ONDE QUEREMOS IR.

DEPOIS DE ALGUNS TOMBOS, COMECEI A PEGAR O JEITO.
SENTI A ADRENALINA, A VELOCIDADE E O VENTO BATENDO NO MEU ROSTO.
NAQUELE MOMENTO COMPREENDI O VALOR DA PALAVRA "CORAGEM"!

I BORROWED AN OLD SKATEBOARD FROM AUNT NESSA,
AND THAT'S WHEN PRACTICE STARTED.

MY ANGEL TAUGHT ME ABOUT BALANCE
AND ALWAYS LOOKING AT WHERE WE WANT TO GO.

AFTER A FEW TUMBLES, I STARTED TO GET THE HANG OF IT.
I FELT THE ADRENALINE, THE SPEED AND THE WIND ON MY FACE.
ON THAT MOMENT I UNDERSTOOD THE VALUE OF THE WORD "COURAGE"!

QUANDO CHEGUEI À RUA DA MINHA AVÓ FAZENDO ALTAS MANOBRAS, O JUCA LEVOU O MAIOR SUSTO! ACHO QUE ELE ENTENDEU DE UMA VEZ POR TODAS QUE NUNCA, NUNQUINHA,

JAMAIS DEVE SUBESTIMAR UMA GAROTA!

E SABE O QUE ELE FEZ DEPOIS? ME PEDIU PARA ENSINAR ALGUMAS MANOBRAS A ELE! EU FIQUEI SUPER FELIZ DE ENSINÁ-LO. ACHO QUE LEVO JEITO PRA ENSINAR. QUEM SABE EU VIRE PROFESSORA DE ESPORTES RADICAIS QUANDO CRESCER?

WHEN I GOT TO MY GRANDMA'S STREET, WITH SOME GREAT SKATEBOARDING TRICKS, JUCA WAS SO SURPRISED! I THINK HE UNDERSTOOD AT ONCE TO

NEVER EVER UNDERESTIMATE A GIRL!

AND YOU KNOW WHAT HE DID NEXT? HE ASKED ME TO TEACH HIM SOME TRICKS! I WAS SO HAPPY TO TEACH HIM. I THINK I'M GOOD AT TEACHING. WHO KNOWS, I MIGHT EVEN BECOME A TEACHER OF EXTREME SPORTS WHEN I GROW UP!

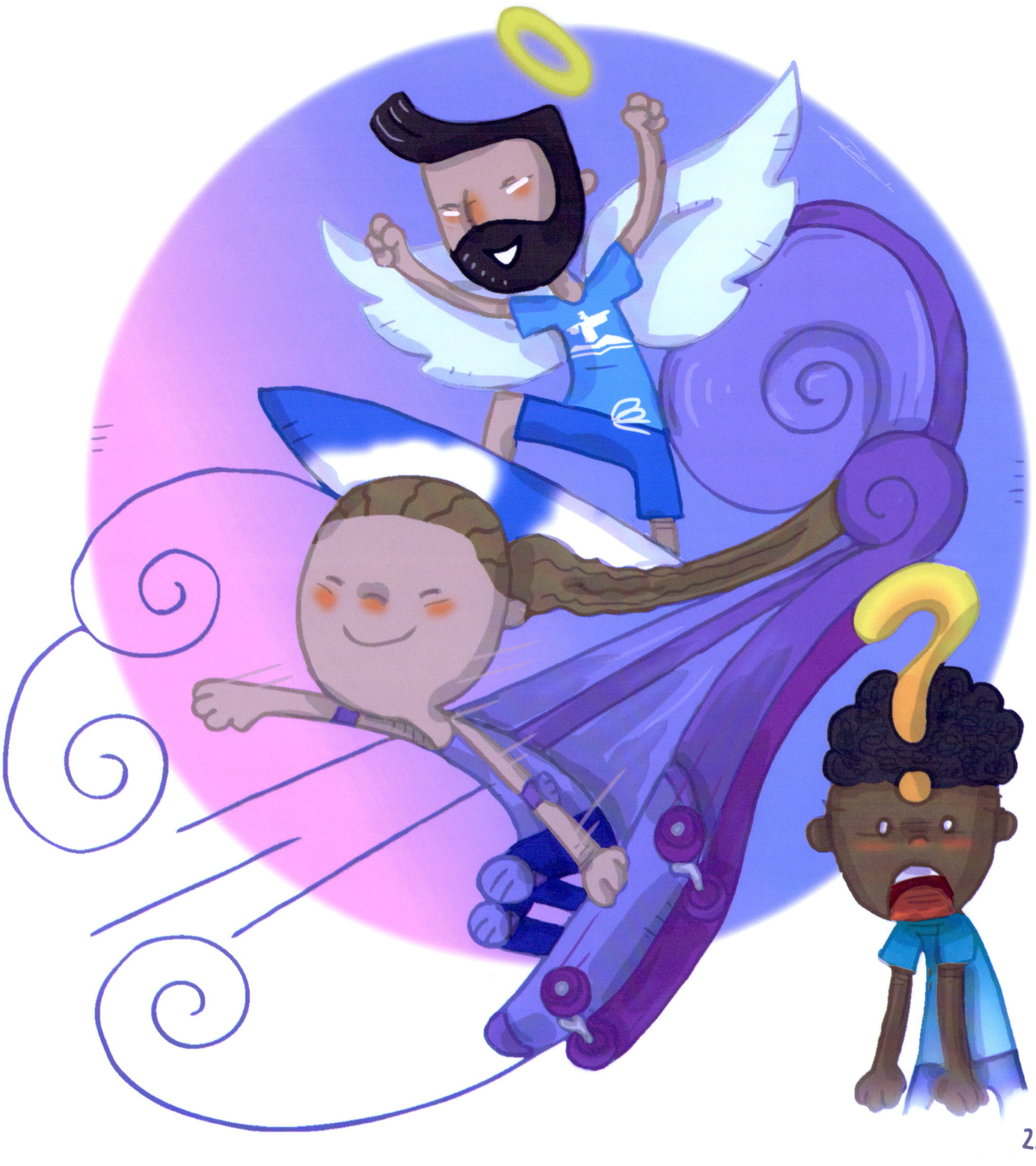

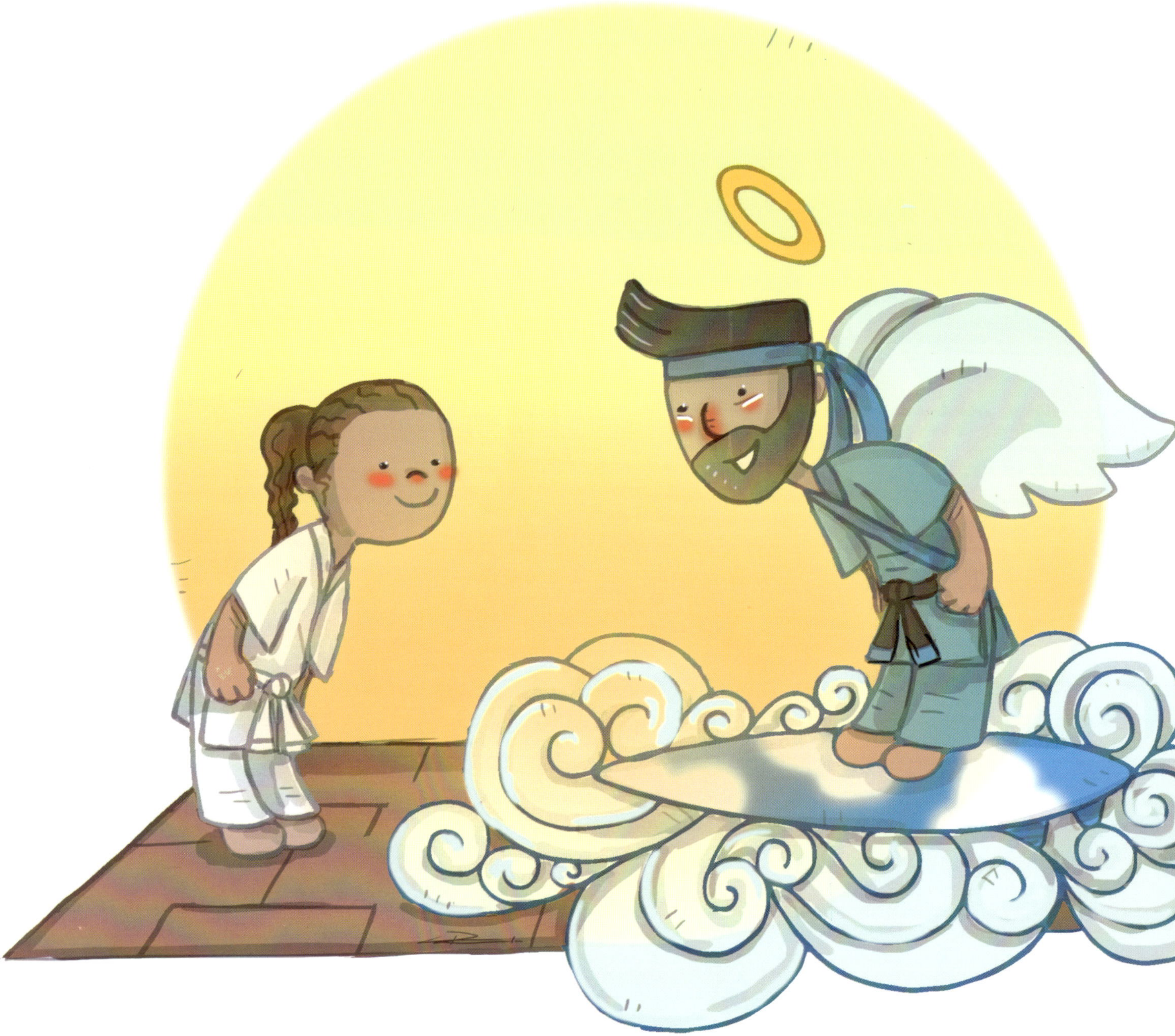

DIA DESSES, MAMÃE ME ANUNCIOU UMA NOVIDADE: "FILHA, VOU TE MATRICULAR NA ESCOLINHA DE GINÁSTICA, COMO SUA PRIMA NINA." EXPLIQUEI PRA ELA QUE EU QUERIA MESMO ERA FAZER JUDÔ, COMO MEU PAPAI FAZIA. SEMPRE ME IMPRESSIONAVA QUANDO ELE FALAVA SOBRE UNIR FORÇA FÍSICA E MENTAL E APRENDER AUTODEFESA. MAMÃE CONCORDOU COMIGO, E LOGO COMECEI MINHAS AULAS.

NO INÍCIO FOI BEM DIFÍCIL. EU NÃO CONSEGUIA FAZER TODOS OS GOLPES E ATÉ PENSEI EM DESISTIR. FOI AÍ QUE MEU ANJINHO APARECEU. ME DISSE PRA AGUENTAR FIRME E TENTAR MAIS UM POUCO,

E QUE EU NÃO DEVERIA *DESISTIR* ASSIM TÃO RÁPIDO.

FIQUEI PENSANDO COM MEUS BOTÕES: "ESSE ANJINHO FALA ISSO PORQUE NÃO SABE COMO JUDÔ É DIFÍCIL. NEM DEVE TER JUDÔ LÁ NA ANJOLÂNDIA". E VOCÊ NEM ADIVINHA O QUE ACONTECEU.

ONE DAY, MY MOM BROKE THE NEWS: "DEAR, I'LL SIGN YOU UP FOR GYMNASTICS CLASSES, JUST LIKE YOUR COUSIN NINA." I EXPLAINED TO HER THAT WHAT I REALLY WANTED WAS TO LEARN JUDO, LIKE MY DAD DID. I WAS ALWAYS IMPRESSED WHEN HE TALKED ABOUT JOINING PHYSICAL AND MENTAL STRENGTH, AND LEARNING SELF-DEFENSE. MOM AGREED, AND SOON MY CLASSES BEGAN.

IT WAS PRETTY HARD IN THE BEGINNING. I COULDN'T DO ALL THE BLOWS, AND I EVEN THOUGHT ABOUT GIVING UP. THAT'S WHEN MY ANGEL SHOWED UP. HE TOLD ME HOLD ON FOR A LITTLE LONGER,

AND THAT I SHOULDN'T *GIVE* UP SO SOON.

I THOUGHT TO MYSELF, "THIS ANGEL CAN ONLY SAID THAT BECAUSE HE DOESN'T KNOW HOW HARD JUDO IS. I BET THERE'S NO JUDO IN ANGEL-LAND". AND YOU WON'T BELIEVE WHAT HAPPENED!

ELE LEU MEU PENSAMENTO! JU-RO!!! E AINDA RESPONDEU:
"CLARO QUE EU SEI COMO É DIFÍCIL, AFINAL, EU FREQUENTEI A ACADEMIA DO MESTRE ZECA, COM MEUS AMIGOS FRANÇOIS E BERNARDO."
FIQUEI DE QUEIXO CAÍDO! O DANADINHO JÁ ERA FAIXA-PRETA!
ESSE MEU ANJO ENTENDE MESMO DE TUDO!!!
COMEÇAMOS A TREINAR JUNTOS, E A CADA DIA EU FICAVA MELHOR! QUANDO GANHEI MINHA PRIMEIRA COMPETIÇÃO, LEMBRO-ME DE VÊ-LO AO MEU LADO, SORRINDO ORGULHOSO! EU ADOREI A SENSAÇÃO DE COMPETIR,

DAR O MELHOR DE MIM E VENCER POR MÉRITO PRÓPRIO!

E NAQUELE INSTANTE APRENDI O SIGNIFICADO DA PALAVRA PERSEVERANÇA.

HE READ MY MIND! I SWEAR!!!! AND HE ANSWERED:
"OF COURSE I KNOW HOW HARD IT IS, I ATTENDED THE ACADEMY OF MASTER ZEKE, WITH MY FRIENDS FRANCIS AND BERNARD."
MY JAW DROPPED! THE SMARTY-PANTS HAD A BLACK BELT!
THAT ANGEL KNEW EVERYTHING!!!
WE STARTED TO TRAIN TOGETHER, AND I GOT BETTER EVERYDAY!
WHEN I WON MY FIRST COMPETITION, I REMEMBER SEEING HIM BY MY SIDE, SMILING FULL OF PRIDE! I LOVED THE SENSATION OF COMPETING,

GIVING MY BEST AND WINING BY MY OWN MERIT!

AND IN THAT MOMENT I LEARNED THE MEANING OF THE WORD "PERSEVERANCE".

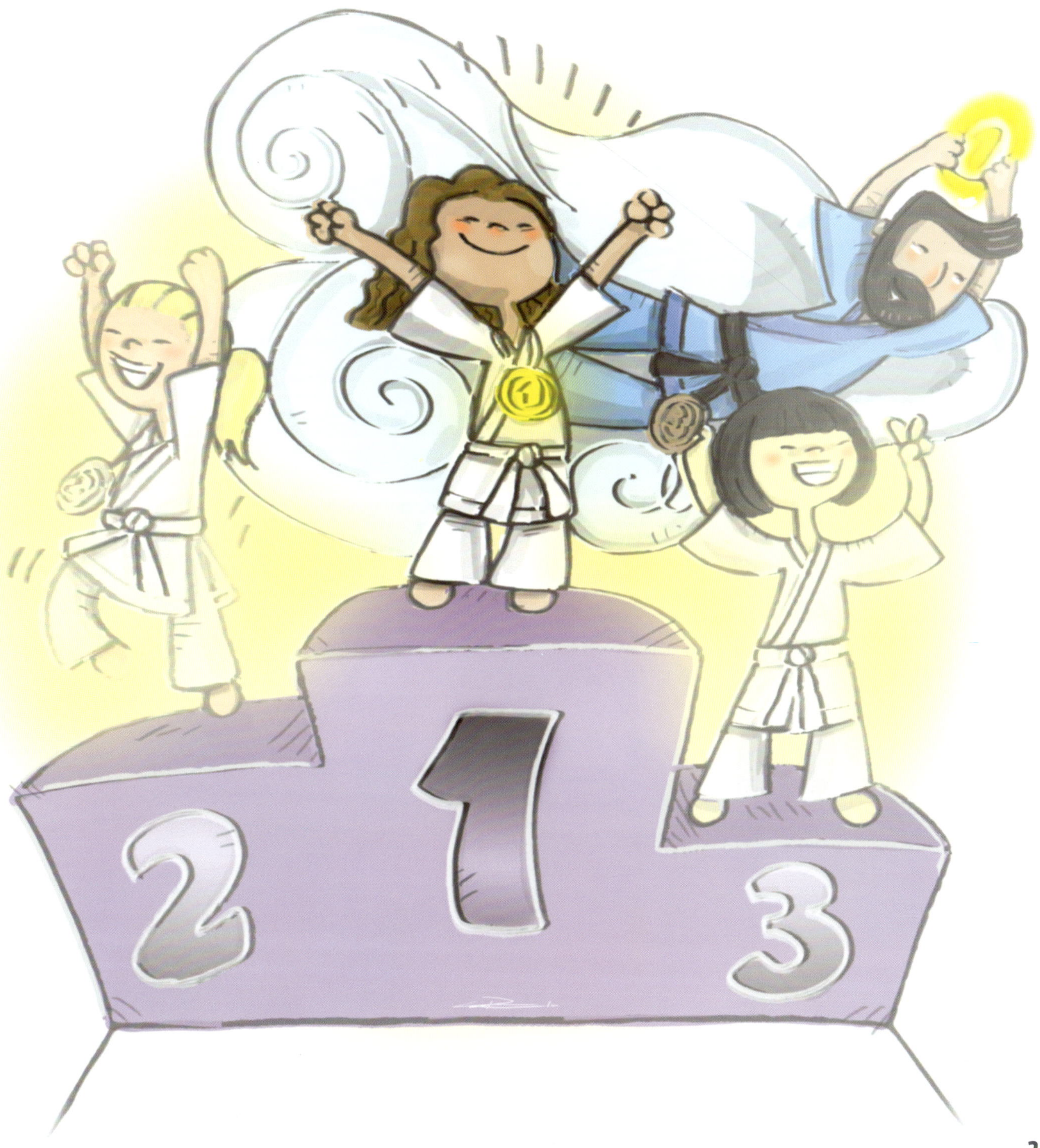
2
1
3

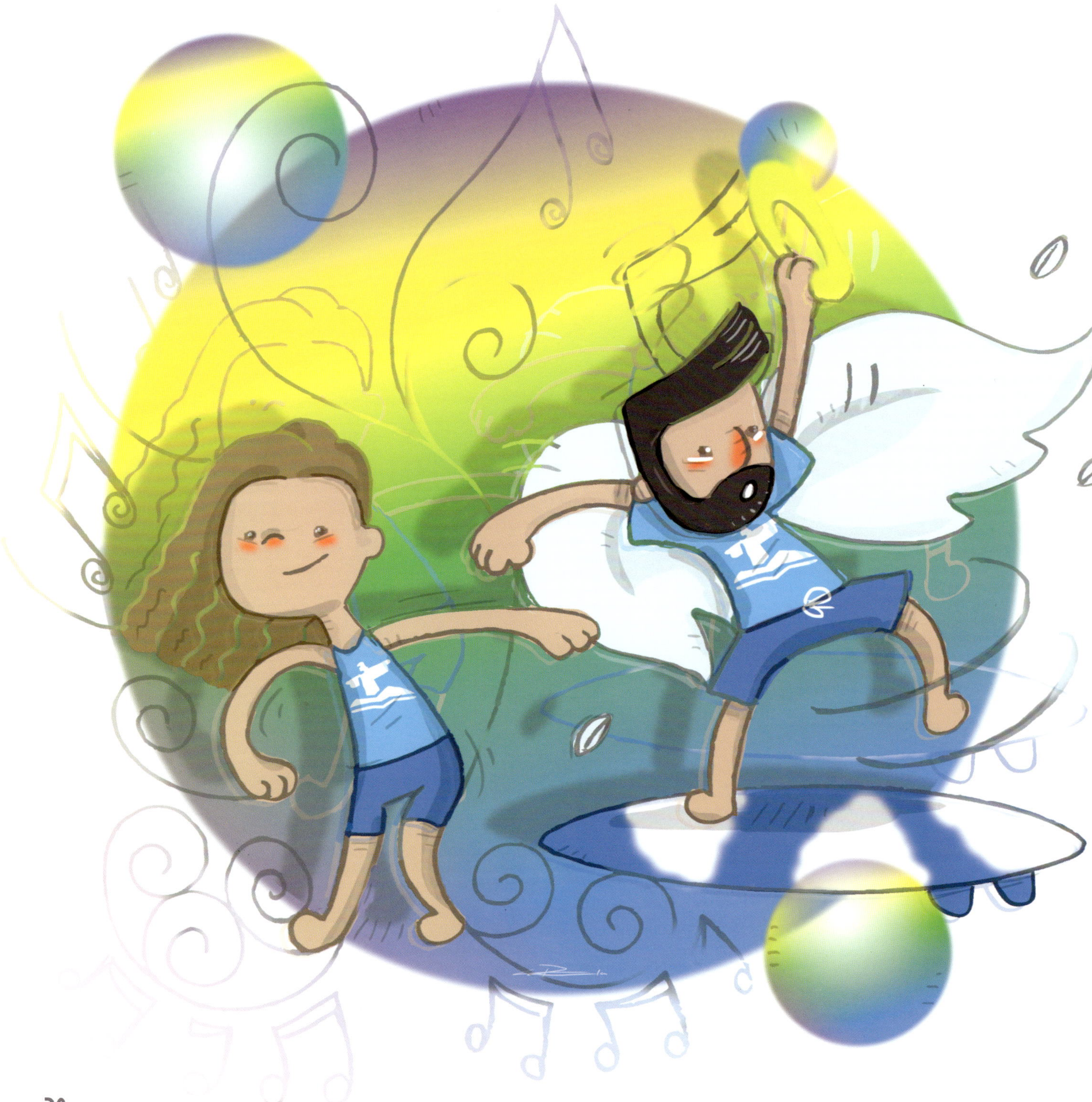

DEMOROU UM POUCO, MAS UM DIA DESCOBRI UMA COISA QUE MEU ANJINHO NÃO SABIA FAZER: DANÇAR. ELE NÃO TINHA RITMO, ERA MUITO DURO. ENTÃO RESOLVI ENSINÁ-LO A DANÇAR. (JÁ FALEI QUE QUERO SER PROFESSORA?). ELE ME ENSINOU QUE TUDO ERA POSSÍVEL, ENTÃO RESOLVI TENTAR!

FOI A MISSÃO MAIS *DIFÍCIL* DA MINHA VIDA!

TENTEI EM CASA E NÃO FUNCIONOU! ENTÃO RESOLVI LEVÁ-LO À AULA DE BALÉ, E DISSE QUE ELE SÓ PRECISAVA SEGUIR O QUE A PROFESSORA FAZIA. FOI MUITO ENGRAÇADO! VOCÊS IMAGINAM UM ANJO DA GUARDA SURFISTA DANÇANDO BALÉ? QUANDO A PROFESSORA IA PARA UM LADO, ELE IA PARA O OUTRO. QUANDO TODO MUNDO DAVA UMA PIRUETA, ELE CAÍA DA PRANCHA, DESENGONÇADO. EU CHOREI DE RIR E PERCEBI QUE ESSA ERA UMA MISSÃO IMPOSSÍVEL.

IT TOOK ME A WHILE, BUT ONE DAY I FOUND SOMETHING THAT MY ANGEL COULDN'T DO: DANCING. HE HAD NO RHYTHM, HE WAS TOO STIFF. SO I DECIDED TO TEACH HIM HOW TO DANCE. (HAVE I MENTIONED I WANT TO BE A TEACHER?). HE TAUGHT ME THAT ANYTHING WAS POSSIBLE, SO I DECIDED TO TRY!

IT WAS THE HARDEST *MISSION* IN MY LIFE!

I TRIED AT HOME, AND IT DIDN'T WORK! SO I DECIDED TO TAKE HIM TO BALLET CLASSES, AND SAID THAT HE JUST NEEDED TO FOLLOW THE TEACHER. IT WAS SO FUNNY! CAN YOU IMAGINE A SURFER GUARDIAN ANGEL DANCING BALLET? WHEN THE TEACHER WENT ONE WAY, HE WENT ANOTHER. WHEN EVERYONE WAS MAKING PIROUETTES, HE FELL OFF THE BOARD, ALL CLUMSY. I LAUGHED SO HARD AND REALIZED THAT WAS AN IMPOSSIBLE MISSION.

MAS NEM SEMPRE MEU ANJO É TÃO RADICAL. ÀS VEZES ELE ME DÁ ATÉ LIÇÃO DE MORAL! SERÁ QUE ELE APRENDE TUDO ISSO NA ESCOLA DE ANJINHOS?

OUTRO DIA OS MENINOS DA ESCOLA ME PROVOCARAM PARA EU BRIGAR COM O ARTHUR. MEU ANJO APARECEU ÀS PRESSAS, ME CHAMOU NUM CANTO E ME DISSE:

"NÃO FAÇA ISSO, NUNU! PRIMEIRO, PORQUE VIOLÊNCIA SÓ GERA MAIS VIOLÊNCIA.

E SEGUNDO, PORQUE VOCÊ NÃO PRECISA PROVAR NADA A NINGUÉM! SE ELES FALAREM DE VOCÊ, DEIXE QUE FALEM! VOCÊ SABE QUE ISSO NÃO É VERDADE, NÃO SABE? O IMPORTANTE É VOCÊ SABER!"

ELE ME ENSINOU A RESPIRAR FUNDO, A FAZER IOGA, E DISSE QUE ERA PRECISO ESCOLHER BEM AS MINHAS BATALHAS. EU E O ARTHUR FIZEMOS AS PAZES E NOS DIVERTIMOS MUITO BRINCANDO JUNTOS DE BONECA E DEPOIS DE FUTEBOL.
NÃO É QUE ELE TINHA RAZÃO? COMO É BOM TER UM ANJINHO SABICHÃO!

BUT MY ANGEL WASN'T ALWAYS SO COOL. SOMETIMES HE EVEN LECTURES ME! DOES HE LEARN ALL THIS THINGS IN THE ANGELS' SCHOOL?

ONE DAY THE BOYS AT SCHOOL TEASED ME SO I WOULD FIGHT ARTHUR. MY ANGEL HURRIED OVER, PULLED ME ASIDE AND SAID:

"DON'T DO THAT, NUNU! FIRST, BECAUSE VIOLENCE ONLY LEADS TO MORE VIOLENCE.

AND SECOND, BECAUSE YOU DON'T NEED TO PROVE ANYTHING TO ANYONE! IF THEY TALK ABOUT YOU, LET THEM TALK! YOU KNOW THAT'S NOT TRUE, DON'T YOU? WHAT MATTERS IS THAT YOU KNOW!"

HE TAUGHT ME TO TAKE DEEP BREATHS, DO YOGA, AND TOLD ME I NEED TO PICK MY BATTLES. ME AND ARTHUR MADE UP AND HAD A LOT OF FUN PLAYING TOGETHER, FIRST WITH DOLLS AND THEN FOOTBALL. WASN'T HE RIGHT? HOW GOOD IT IS TO HAVE A KNOW-IT-ALL ANGEL!

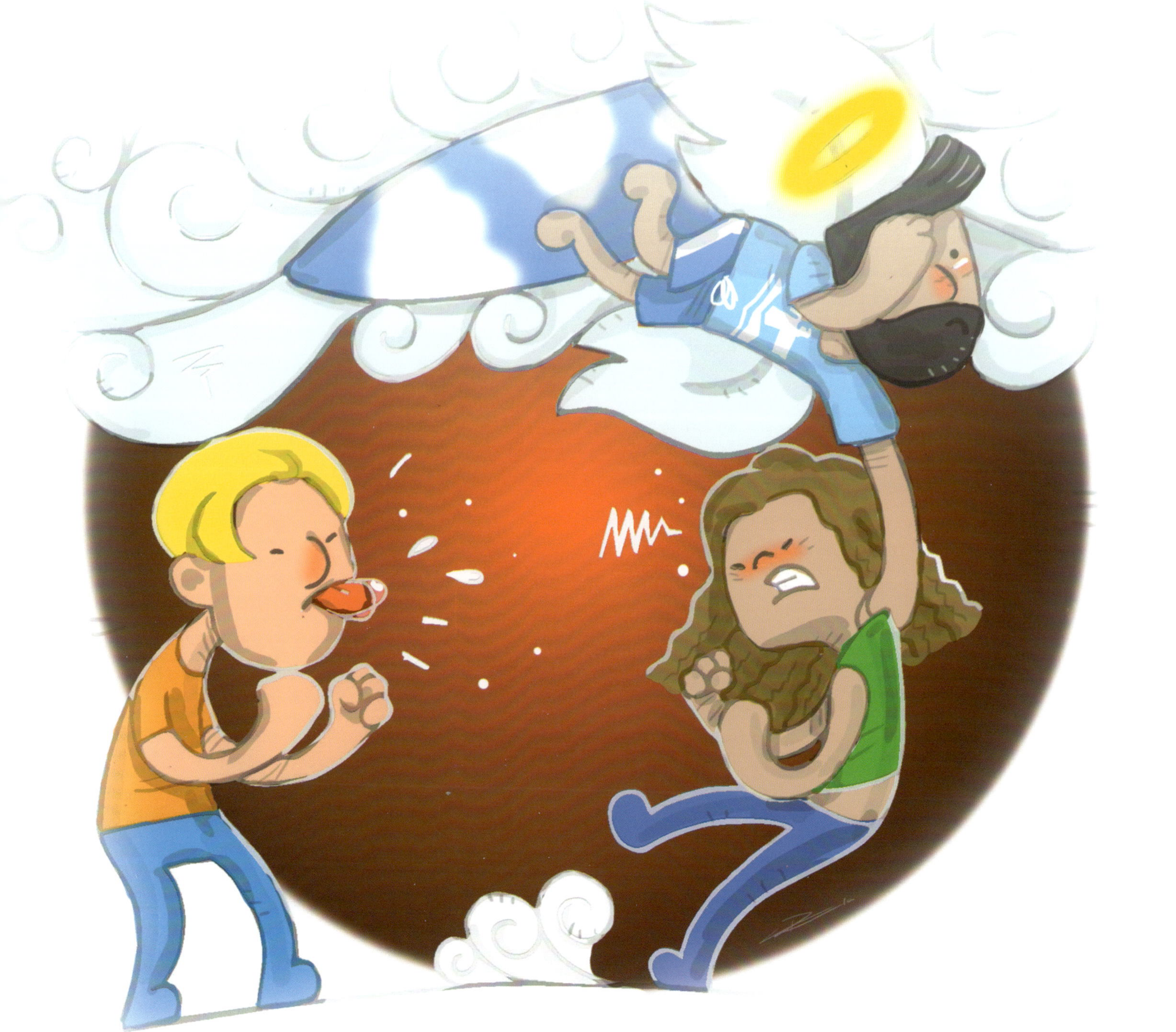

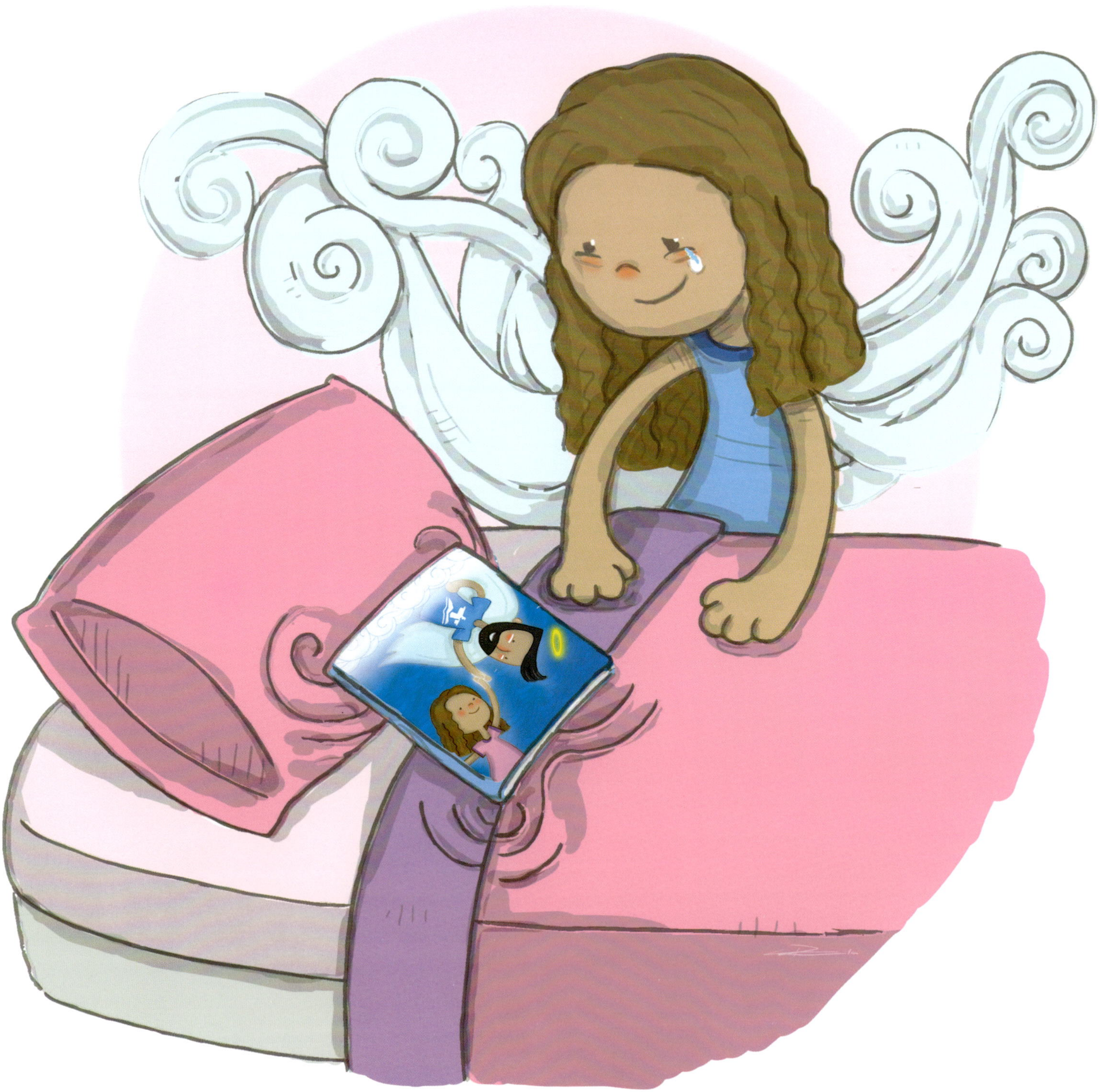

TUDO IA BEM, ATÉ QUE UM DIA MEU ANJINHO TOMOU CHÁ DE SUMIÇO! EU O PROCUREI EM TODA PARTE E NADA DE ELE APARECER. PROCUREI NA GELADEIRA, ASSEI OS PÃES DE QUEIJO QUE ELE ADORA, DEIXEI ATÉ UM CHOCOLATE EM CIMA DA MESA DA COZINHA, E NADA. QUANDO ENTREI NO MEU QUARTO, ENCONTREI UM BILHETE:

"NUNU, INFELIZMENTE TIVE QUE PARTIR. MAS NÃO SE PREOCUPE, ESTAREI SEMPRE AO SEU LADO! LEMBRE-SE SEMPRE DE FAZER O BEM, DE SER FORTE E CORAJOSA! TODA A CORAGEM QUE TE ENSINEI, NA VERDADE, JÁ EXISTIA DENTRO DE VOCÊ! VOCÊ PODE ESCOLHER SER UMA PRINCESA, UMA GUERREIRA, UMA LUTADORA, UMA DANÇARINA, UMA SURFISTA OU UM POUCO DE CADA. VOCÊ PODE TUDO! AH, E SEJA FELIZ! SEU SORRISO ILUMINA O MUNDO! QUANDO SENTIR SAUDADES, LEMBRE-SE DAS NOSSAS AVENTURAS. DEIXEI UM PRESENTE ESPECIAL QUE SEMPRE LHE FARÁ SE LEMBRAR DE MIM.

COM AMOR, SEU ANJINHO HAMU."

EVERYTHING WAS WELL, UNTIL THE DAY MY ANGEL JUST DISAPPEARED! I LOOKED FOR HIM EVERYWHERE, AND NO SIGHT OF HIM. I LOOKED IN THE FRIDGE, BAKED THOSE CHEESE-BREADS THAT HE LOVES, AND EVEN LEFT SOME CHOCOLATE AT THE KITCHEN TABLE, BUT NOTHING WORKED. WHEN I GOT INSIDE MY ROOM, I FOUND A NOTE:

"NUNU, UNFORTUNATELY I HAD TO LEAVE. BUT DON'T WORRY, I'LL ALWAYS BE BY YOUR SIDE! REMEMBER TO ALWAYS DO GOOD, BE STRONG AND BE BRAVE! ALL THE COURAGE I'VE TAUGHT TO YOU, ACTUALLY, HAD BEEN INSIDE YOU ALL ALONG! YOU CAN CHOOSE TO BE A PRINCESS, A WARRIOR, A FIGHTER, A DANCER, A SURFER OR A LITTLE BIT OF EVERYTHING. YOU CAN DO EVERYTHING! OH, AND BE HAPPY! YOUR SMILE BRIGHTENS THE WORLD! WHEN YOU MISS ME, REMEMBER OUR ADVENTURES. I LEFT YOU A SPECIAL GIFT TO ALWAYS REMIND YOU OF ME.

LOVE, YOUR ANGEL HAMU."

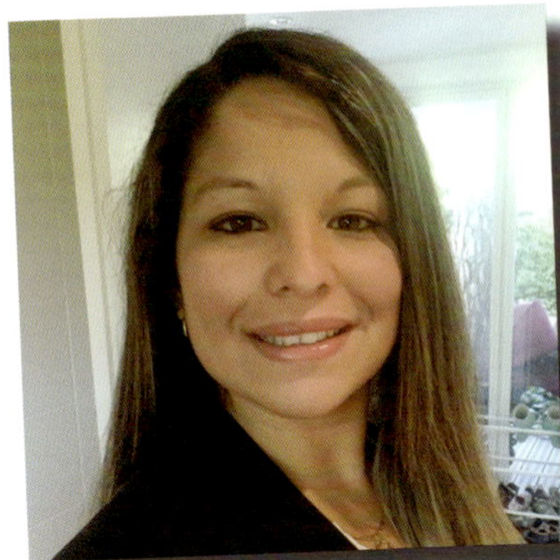

Sobre a autora

About the writer

Eu sou a Ana Paula Etienne e moro numa casinha verde e branca em Genebra (na Suíça) com meu marido Léo e meus filhos Julia e Gustave.

Quando criança adorava cantar, mergulhar no mar, correr descalça e pegar fruta no pé. Mas se tinha algo que eu amava fazer, era ler! Gostava tanto que um dia me expulsaram da biblioteca da escola só porquê estavámos na semana de provas, olha que injustiça!!!

Um dia descobri um segredo: aprendendo outros idiomas, eu poderia ler ainda mais livros diferentes! Comecei estudando inglês, depois o espanhol, em seguida o francês e cheguei até a morar na Alemanha para aprender um pouco de alemão. Sempre imaginei cada língua como uma chave mágica que me abre portas para novos mundos!

Da união dos meus poderes, aliás, das minhas paixões e de alguns diplomas, nasceu o primeiro Clube de Leitura para Crianças Bilíngues do mundo, o Minibilíngue. Junto com minha prima, sócia e melhor amiga Ingrid, vivemos o sonho de enviar livrinhos em Português para brasileirinhos mundo afora, e livros em inglês para os pequenos bilíngues no Brasil.

E quanto ao futuro? Esse a gente não pode ler, precisa escrever...

I am Ana Paula Etienne and I live in a green and white house in Geneva, Switzerland, with my husband Léo and my children Julia and Gustave.

As a child I loved singing, diving in the sea, running barefoot and picking fruits from trees. But there was something I loved above all: reading! I liked it so much that one day I got kicked out of the school library just because we were in the test week—what an injustice!

One day I discovered a secret: by learning other languages I could read even more different books! I started studying English, then Spanish, then French, and I even went to live in Germany to learn a little German. I have always imagined each language as a magic key that opens doors to new worlds!

From the union of my powers, incidentally, my passions and some diplomas, was born the first Club of Reading for Bilingual Children of the world, the Minibilíngue. Along with my cousin, partner and best friend Ingrid, we live the dream of sending little books in Portuguese for Brazilians around the world, and books in English for bilingual kids in Brazil.

What about the future? Well, we cannot read it: we need to write it...

Sobre o ilustrador
About the illustrator

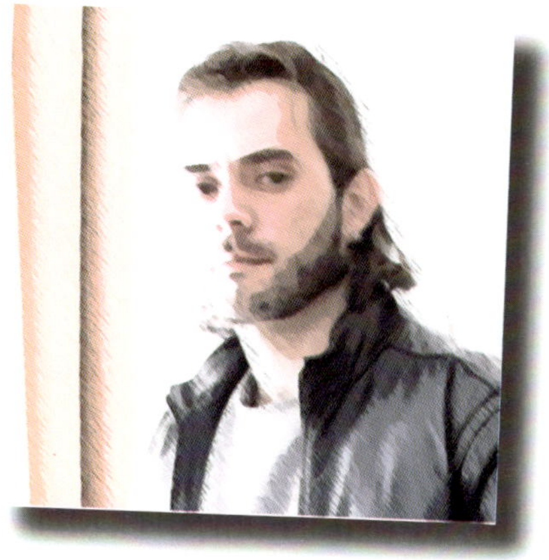

Logan Portela holds a degree in Industrial Design from PUC-PR in 2004. He got also a postgraduate degree in Communications, Culture and Art in there. He was a founding partner of LON Produções Culturais, working as graphic designer, art director, cultural producer, illustrator, photographer and teacher.

As a graphic artist, he develops illustrations, digital art, photography, and sculpture, both 3D and traditional. He is always looking for the perfect mix between reality and fantasy, dream and realization; Logan enjoys exploring many different styles, and in this third book he dives into children's illustration.

Logan Portela é formado em Desenho Industrial pela PUC-PR em 2004 e com especialização em Comunicação, Cultura e Arte na mesma instituição. Foi sócio-fundador da LON Produções Culturais. Atuou no mercado como designer gráfico, diretor de arte, produtor cultural, ilustrador, fotógrafo e professor.

Como artista gráfico, desenvolve trabalhos nos ramos de ilustração, arte digital, fotografia e escultura 3D e tradicional. Sempre busca a mescla entre a realidade e a fantasia, o sonho e a realização; vaga por diversos estilos e nesse quarto livro se aventura na ilustração infantil.

www.editorainverso.com.br

facebook.com/editorainverso

@editorainverso

(+55 41) 3254-1616 e 3538-8001